Td97
605

DE

L'EMPYÈME GANGRENEUX INTERLOBAIRE

PAR

Jules-Armand MILLET

Docteur en médecine de la Faculté de Paris

PARIS

G. STEINHEIL, ÉDITEUR

2, RUE CASIMIR-DELAVIGNE, 2

1890

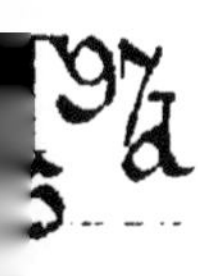

DE

L'EMPYÈME GANGRENEUX INTERLOBAIRE

IMPRIMERIE LEMALE ET Cie, HAVRE

DE

L'EMPYÈME GANGRENEUX INTERLOBAIRE

PAR

Jules-Armand MILLET

Docteur en médecine de la Faculté de Paris

PARIS

G. STEINHEIL, ÉDITEUR

2, RUE CASIMIR-DELAVIGNE, 2

—

1890

DE

L'EMPYÈME GANGRENEUX INTERLOBAIRE

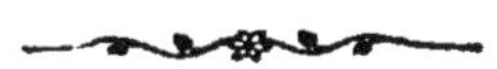

AVANT-PROPOS

Nous avons eu l'occasion l'an dernier de voir deux cas de vomiques fétides, putrides et gangreneuses. Dans le premier fait, observé dans le service de M. le Dr Netter, remplaçant M. le Dr Empis dont nous avi ns l'honneur d'être l'externe, il s'agissait d'un empyème fétide qui fut guéri par des ponctions avec le gros trocart.

Le second se rapporte à une petite malade qui mourut dans leservice de M. Ollivier, à l'hôpital des Enfants-Malades, après avoir présenté des vomiques gangreneuses.

Les lésions trouvées à l'autopsie dans ce cas attirèrent vivement notre attention. Nous cherchâmes en vain dans les livres classiques une description en rapport avec de tels faits : aussi eussions-nous hésité à prendre pour sujet de notre thèse inaugurale la description de ces cas de gangrène pleurale ou pleuro-pulmonaire interlobaire, si dernièrement, dans le *Bulletin médical*, M. le Dr Chauffard n'avait décrit une observation absolument semblable à la nôtre. Laënnec fait allusion à des cas de cette nature, mais très brièvement. M. Bouveret dans son beau livre de l'Empyème relève tous les cas d'empyème gangreneux observés ; il les a empruntés à MM. Millard, Besnier, Bucquoy, Hayem et Graux, Wagner et Lasalle de Villefranche. Mais tous se rapportent à des empyèmes gangreneux enkystés ou généralisés de la grande cavité pleurale costo-pulmonaire.

Nous avons donc cru intéressant, malgré le petit nombre de cas que nous donnerons, de décrire l'Empyème gangreneux interlobaire, si intéressant à cause des difficultés de diagnostic auxquelles il donne lieu, et du traitement énergique qu'il réclame.

La nature de la lésion est, de plus, loin d'être élucidée et ce ne sont pas, nous l'avouons, les deux cas que nous rapportons qui pourront trancher la question de la gangrène pleurale primitive ou secondaire à une gangrène pulmonaire corticale sous pleurale. Nous aurions cependant tendance à admettre, qu'il s'agit ici plutôt de formes lentes, insidieuses, limitées de gangrène du poumon à forme pleurétique. MM. Sée et Bouveret n'admettent pas d'une façon catégorique le sphacèle primitif de la plèvre, comme d'ailleurs l'immense majorité des auteurs. M. Bouveret a aussi formulé nettement la différence qui existe entre l'empyème putride et l'empyème gangréneux. La putréfaction plus ou moins complète de l'exsudat purulent pleural caractérise le premier ; il n'y a de gangrène ni sur la plèvre ni sur le poumon ; la fétidité de l'épanchement purulent est due à la pénétration de micro-organismes, bactéries et vibrions, qui amènent la transformation de l'épanchement pleural enkysté (Sée, Rosenbach).

Les deux cas que nous avons observés se rapportent donc l'un et l'autre à l'une et l'autre espèce d'empyème, putride dans un cas, gangreneux dans l'autre. M. Bonenfant à consacré sa thèse inaugurale à l'étude du premier.

Ces observations d'empyème gangreneux interlobaire sont extrêmement intéressantes au triple point de vue de la clinique, de la pathogénie et de la thérapeutique.

L'espace interlobaire forme en effet une région pathologique de la plèvre, et revendique une véritable autonomie clinique.

De quelles difficultés le diagnostic d'une telle lésion n'est-il pas entouré ! et cependant, quel immense intérêt il y aurait à en reconnaître rapidement le siège et la nature.

Dans les deux cas que nous rapportons, il y a eu dénouement fatal et on a vivement regretté de ne pas être intervenu audacieusement, utilement cependant.

La pneumotomie est dans ce cas la seule chance de salut offerte au malade.

La thérapeutique médicale est impuissante ; la mort est la suite inévitable de la formation de ce foyer gangreneux intra-thoracique d'où partent pour se répandre dans l'économie des bactéries pathogènes et des produits toxiques solubles sécrétés par eux sur place.

Proposer pour ces cas d'une gravité extrême une ouverture à travers le thorax et le poumon ne nous semble pas constituer aujourd'hui un acte original et révolutionnaire. Il existe aujourd'hui de nombreuses observations d'intervention à travers le poumon pour diverses lésions pulmonaires(Prengrueber, Thiriar, Segond, etc.). Toutefois il nous semble que M. Pailhas a dépassé la mesure en proposant pour toute pleurésie interlobaire suppurée la pneumotomie. Elle guérit, dit-il, très rarement d'une façon spontanée, et les moyens généralement employés jusqu'à ces derniers temps sont peu efficaces. Sans parler des pleurésies méta-pneumoniques dont M. le Dr Netter a montré la nature et la bénignité, il nous serait facile d'indiquer un grand nombre d'observations d'empyèmes enkystés terminés favorablement par vomiques. Pour nous, la putridité d'un empyème ou sa persistance pendant des mois, l'apparition de phénomènes de débilitation prononcée sont les facteurs primordiaux qui indiquent la nécessité d'une intervention chirurgicale vigoureuse. La pleurotomie suffit dans les cas d'empyème de la grande cavité pleurale costo-pulmonaire. La pneumotomie seule convient aux cas que nous envisageons.

Avant de commencer notre sujet, qu'il nous soit permis de remercier nos maîtres dans les hôpitaux qui, tous nous ont entouré de la plus vive affection et nous ont initié à la science médicale. Leurs conseils seront toujours notre plus fidèle guide dans notre carrière.

Que nos excellents maîtres, Messieurs Ollivier et Chauffard, qui ont bien voulu nous communiquer les observations qui constituent la base de notre travail, reçoivent ici le témoignage de notre sincère reconnaissance.

Nous gardons une profonde gratitude pour Messieurs

les professeurs Le Fort et Peter, pour MM. Tapret, Empis, Netter, Tillaux, Maygrier, nos meilleurs maîtres.

M. le professeur Peter nous a fait l'honneur d'accepter la présidence de notre thèse, nous l'en remercions très sincèrement.

CHAPITRE PREMIER

Historique.

L'histoire de la gangrène pleurale ou pleuro-pulmonaire ne remonte pas à un bien grand nombre d'années. Corbin le premier a bien montré que dans la gangrène pulmonaire il existait deux formes principales : la forme pneumonique, qui ne rentre en aucune façon dans notre sujet, et la forme pleuro-pulmonaire. Toutefois, il ne faut pas oublier que Laënnec mentionne la gangrène de la plèvre qu'il donne d'ailleurs comme une altération très rare ; il la croit rarement primitive : il n'a vu aucun cas dans lequel elle parût être un effet d'une inflammation aiguë : le plus souvent, elle serait la suite de la rupture dans la plèvre d'un abcès gangreneux du poumon, ou bien encore, elle surviendrait dans les pleurésies purulentes chroniques, sous la forme d'une eschare limitée à la plèvre qui en se détachant permettrait au pus de se frayer une voie au dehors, et ce serait là un des moyens que la nature emploie pour amener l'évacuation du liquide épanché.

La question de la gangrène pleurale est restée dans l'ombre jusqu'en 1875. M. Besnier relate à cette époque dans les bulletins de la Société médicale des hôpitaux, une observation de gangrène pleurale et conclut à l'existence d'une pleurésie gangreneuse primitive indépendante de toute lésion antérieure du poumon. Mais comme les observations de MM. Monod, Thorowgood, Hayem et Chevigniez, celle-ci semble insuffisante pour établir l'existence de cette forme morbide.

M. Bucquoy présente à l'occasion de cette intéressante observation un important mémoire sur la question de la gangrène pleurale et conclut que, dans l'état actuel de la science, aucun fait positif ne permet encore d'affirmer l'existence de la pleurésie gangreneuse primitive, c'est-à-dire indépendante de toute lésion gangreneuse du poumon. La pleurésie gangreneuse est secondaire et doit être rattachée à la gangrène superficielle du poumon.

MM. Rendu et Debove, pourtant, ont publié en 1879 deux observations qu'ils considèrent comme démonstratives de la gangrène primitive de la plèvre.

Ces auteurs se fondant sur les symptômes et les lésions observées, ne doutent pas qu'il ne s'agisse d'une gangrène pleurale primitive. M. Bouveret cependant se refuse à considérer ces cas comme des faits indiscutables de gangrène primitive et il tend à les considérer comme des exemples d'empyème enkysté ouvert dans les bronches en produisant une perforation gangreneuse du poumon, ou de formes lentes, limitées, de gangrène pulmonaire à forme pleurétique. Pour lui donc, l'existence d'une pleurésie gangreneuse primitive n'est rien moins que démontrée. M. le professeur Sée mentionne aussi ces formes de gangrène pleurale primitive et secondaire, sans se prononcer catégoriquement sur l'existence de la première.

Signalons enfin la clinique de M. Chauffard que nous avons mentionnée plus haut.

Mais, comme nous l'avons fait observer déjà, on ne trouve dans les auteurs classiques et même dans le livre si récent de M. Bouveret sur l'empyème, aucun fait de ce genre, c'est-à-dire d'empyème gangreneux interlobaire, qui vient ainsi compléter l'histoire presqu'entièrement faite de la pleurésie gangreneuse.

Il semble résulter de ce court exposé historique que dans l'immense majorité des cas la gangrène de la plèvre n'est pas primitive. En effet, l'analyse de toutes les observations suivies d'autopsie (Bucquoy, Chauffard, Ollivier) montre qu'on a trouvé en même temps que des altérations gangreneuses, des foyers de gangrène pulmonaire tout à fait superficielle, sous-pleurale; tous les cas que nous étudions ressortiraient ainsi à la gangrène pleuro-pulmonaire. Dans tous les cas, nous pouvons dire avec M. Bouveret que, si cette gangrène primitive de la plèvre existe réellement, elle est à coup sûr d'une extrême rareté.

L'idée d'intervenir chirurgicalement à travers le poumon pour évacuer au dehors une collection purulente pleurale enkystée n'est pas nouvelle. Permann (cité par Koch) dès 1692, recommandait en effet d'ouvrir toutes les collections purulentes intrathoraciques, capables de compromettre l'existence; Boglivius (1710), Scharpe (1769), conseillent aussi la même intervention audacieuse. Lang, de Vienne (1818), ouvre huit fois la cage thoracique pour des collections intra-pulmonaires. Après lui cette opération est abandonnée, et c'est Mosler (1873) qui fait remettre à l'étude la question de l'intervention chirurgicale sur le poumon.

Truc (1883) consacre sa thèse inaugurale à la chirurgie du poumon.

La pneumotomie a été pratiquée dans la suite un grand nombre de fois pour diverses altérations du poumon et on trouvera dans les travaux de Heydenreich, de Prengrueber, une étude complète de cette opération. Nous donnons à la fin de notre travail l'observation de ce dernier auteur, car elle est la première en date qui ait été pratiquée pour une pleurésie interlobaire suppurée.

MM. Thiriar (de Bruxelles), Segond, Bouilly, Ollier, etc., ont ensuite pratiqué la même opération. M. le Dr Pailhas a consacré sa thèse à l'étude du cas dans lequel est intervenu M. le Dr Segond.

CHAPITRE II

Étiologie.

Dans les antécédents des malades qui ont présenté les phénomènes de l'empyème gangreneux, on ne relève aucun fait important, et on est obligé de se rabattre pour expliquer la genèse de ces graves lésions sur des causes banales comme la fatigue, le surmenage, la misère, le refroidissement, l'alcoolisme.

Chez notre petite malade, on note une bronchite chronique simple avec légère dilatation des bronches, mais sans que jamais il y eût d'expectoration putride ou fétide. Il ne faut pas non plus laisser passer inaperçue la carie dentaire qu'elle présentait, et qui peut avoir été le point de départ des bactéries pathogènes, portées par le courant aérien jusqu'aux extrémités de l'arbre bronchique. Leyden et Jaffé n'ont-ils pas signalé dans les foyers de gangrène pulmonaire et dans les crachats qui en proviennent, la présence de leptotrix, de longs bâtonnets, micro-organismes que l'on trouve habituellement dans les foyers de carie dentaire et même dans la bouche saine. La pénétration de corps étrangers dans les voies respiratoires, l'impression d'un froid intense et prolongé, la contusion violente de la cage thoracique, les pyrexies graves sont signalées parmi les causes de la gangrène pleuro-pulmonaire. La seule cause déterminante est la pénétration de microbes pathogènes au sein du parenchyme pulmonaire, microbes qui ont pu y être apportés par le torrent circulatoire ou par les voies aériennes.

CHAPITRE III

Étude clinique.

L'empyème gangreneux interlobaire a, de par sa situation profonde entre les lobes pulmonaires, une symptomatologie un peu spéciale, une véritable autonomie clinique. Isolée de toute part par une coque pleurale hermétiquement fermée à sa périphérie, la poche gangreneuse agit sur le parenchyme pulmonaire qu'elle repousse et perfore dans la suite.

Cette situation donne naissance à des phénomènes stéthoscopiques particuliers qui permettent de reconnaître cette lésion profonde ; mais il faut que dans le cours de son évolution apparaissent des phénomènes tout à fait particuliers, l'expectoration gangreneuse dans l'espèce, pour qu'il devienne possible d'en reconnaître la nature.

L'empyème gangreneux interlobaire, par certains côtés se rapproche de la troisième forme d'empyème gangreneux décrite par Bouveret. La pleurésie ouvre la scène, et les signes de la gangrène n'apparaissent qu'à une période avancée. Les signes stéthoscopiques varient à cause du point pleural intéressé. On sait que dans les deux autres formes, les signes de la gangrène pulmonaire précèdent ou accompagnent ceux de la pleurésie qui passe ainsi au second plan. Dans l'empyème gangreneux interlobaire, au contraire, quelle que soit son origine, primitif ou secondaire, la pleurésie domine dans l'évolution clinique et thérapeutique. La gangrène pulmonaire, ce phénomène initial, fondamental, est effacé : la pleurésie marche en avant et marque la véritable nature de la maladie.

Pour exposer l'aspect clinique de l'empyème gangreneux, il nous faut diviser sa marche en deux phases : avant la vomique, ou phase pleurétique, après la vomique.

L'étude de la première phase est pleine d'obscurité et n'offre aucun signe caractéristique. Les phénomènes qui se déroulent alors sont ceux de toute manifestation morbide un peu grave des organes de la respiration. C'est ainsi que dans l'une de nos observations, on porta le diagnostic de spleno-pneumonie à cette période de l'empyème gangreneux.

Le début est variable, quelquefois traînant, insidieux, semblable au début d'une simple pleurésie ; tantôt, au contraire, l'allure est plus vive ; des frissons, un accablement intense marquent le commencement de l'affection. Dans tous les cas, il est caractérisé par des phénomènes plus accentués que dans l'empyème commun, dans lequel le malade ne présente qu'une gêne intrathoracique plus ou moins marquée, une fièvre légère, de l'anorexie, sans qu'il soit obligé de s'aliter. Puis apparaissent le point de côté, la fièvre avec frissonnement, la toux, la perte des forces, l'amaigrissement qui accentuent le tableau symptomatique et exigent l'intervention médicale. Ce n'est que longtemps plus tard qu'apparaît la vomique. Dans l'empyème gangreneux l'état général du malade est d'emblée grave, alarmant, et ne s'explique pas par la formation d'une simple pleurésie séreuse. La perte des forces, l'abattement, sont aussi très prononcés. Une diarrhée fétide n'est pas rare.

Symptômes fonctionnels. — Tandis que dans les gangrènes pleuro-pulmonaires de la grande cavité costo-pulmonaire, on signale un *point de côté* violent, continu, tenace, avec exacerbations d'une extrême violence, accompagné de grands frissons, ici, au contraire, le point de côté a toujours été modérément douloureux, consistant plutôt en une douleur sourde s'accusant par la toux, l'expectoration. Ce fait n'a rien qui puisse étonner : il se trouve mentionné dans toutes les observations de pleurésie interlobaire au début. Lorsque la lésion progresse, c'est-à-dire sort du sillon interlobaire pour atteindre la séreuse costale, le *point de côté* ne fait jamais défaut. Le malade attire nettement l'attention sur lui ; il est tenace, de très longue durée, contribue à augmenter la dyspnée.

La dyspnée est ici assez vive et reconnaît pour causes plusieurs facteurs pathogéniques : la fièvre, l'intoxication, la douleur et le refoulement du parenchyme pulmonaire. Ce dernier agent intervient surtout peu avant l'apparition de la vomique, cet empyème de nécessité interne.

La toux ne fait jamais défaut : elle est tenace, continue, se présente sous forme de quintes violentes qui sont suivies du rejet de crachats gangreneux plus ou moins abondants dès que la vomique a pris naissance. A ce moment, sa fréquence peut être telle qu'elle empêche tout sommeil et contribue ainsi puissamment, par sa répétition même, à la débilitation du malade.

L'expectoration peut faire défaut pendant très longtemps, et c'est là un fait de la plus haute importance dans l'histoire de l'empyème gangreneux interlobaire. La toux reste sèche, ou bien elle n'amène que des crachats muqueux, peu abondants, non fétides. L'hémoptysie n'est pas signalée.

L'expectoration n'est vraiment caractéristique que lors de l'apparition de la vomique pleurale à odeur gangreneuse. Le liquide évacué est fluide, grisâtre, expectoré par de violentes quintes de toux. Si on l'analyse, on y trouve, outre des débris de parenchyme pulmonaire, divers micro-organismes, hôtes habituels des foyers gangreneux.

La quantité totale des crachats rendus en 24 heures varie énormément d'un jour à l'autre.

Signes physiques. — L'examen de la cage thoracique devra toujours être complet, méthodique. Il faudra suivre avec rigueur les conseils donnés par M. le professeur Jaccoud dans une de ses cliniques sur le pneumothorax partiel, c'est-à-dire décomposer le thorax en trois régions : *antérieure*, *axillaire* et *postérieure* et examiner chacune de ces régions de haut en bas au moyen de l'*inspection*, de la *palpation*, de la *percussion* et de l'*auscultation*.

L'empyème gangreneux interlobaire n'a pas de signes physiques propres. Il présentera tous les phénomènes que l'on a l'habitude de rencontrer dans toute collection liquide partielle ou tumeur intrathoracique, quelle qu'en soit la nature.

Inspection. — Dans l'empyème gangreneux interlobaire, on ne mentionne pas d'œdème de la paroi thoracique.

Le thorax n'est nullement déformé, n'a subi aucune modification appréciable du côté malade. Les côtes ne sont pas immobilisées. Les excursions thoraciques sont tout au plus légèrement diminuées.

Palpation. — L'absence de point de côté, de douleur explique qu'on n'observe pas l'immobilité du côté atteint. Les vibrations thoraciques ne subissent que peu de modifications tant que la plèvre costale n'est pas touchée. A ce moment on pourra percevoir un frottement pleural ; il donne à la main une sensation analogue au froissement du cuir neuf ou à celle que l'on éprouve en marchant sur de la neige gelée, ou une sorte de grattement ou frôlement. Le diagnostic de ces adhérences pleurales est ici de la plus haute importance, dans le cas d'intervention chirurgicale ; sans elles on s'exposerait à provoquer un pyopneumothorax grave de la grande cavité pleurale.

La pression du doigt sur les différents points de la poitrine pourra servir à éveiller une sensibilité qui ne se manifeste pas spontanément.

Percussion. — Les signes fournis par la percussion sont peu nets ; une lame de parenchyme pulmonaire sépare toujours la collection liquide de la cage thoracique. Toutefois, il est possible de constater de profondes modifications, une submatité plus ou moins étendue, parfaitement délimitée. On a aussi dans cette zone de submatité, une sensation de résistance au doigt, une perte d'élasticité qui indiquent la présence d'une collection liquide.

Auscultation. — Elle ne donne parfois aucun renseignement, le parenchyme pulmonaire qui entoure de toute part l'empyème fonctionnant régulièrement. Le plus souvent pourtant, on constate une diminution progressive du murmure vésiculaire dans le point qui répond à la zone de matité ou de submatité. L'affaiblissement ou la disparition complète du bruit respiratoire, est remplacé parfois par de la respiration bronchique, du souffle bronchique ou tubaire. L'intensité et la nature du souffle varient avec le degré de compression des tuyaux bronchiques par la collection purulente. L'égophonie n'est pas rare ; la pectoriloquie aphone est plus fréquente. Lorsque le foyer gangreneux s'ouvre dans la plèvre, on peut observer tous les phénomènes du pyopneumothorax : respiration amphorique, bruit de succussion hippocratique, tintement métallique, souffle caverneux.

Dès qu'on sera mis sur la voie d'une telle affection intrathoracique, on pratiquera une ponction, et on analysera avec soin le liquide retiré.

Phénomènes généraux. — Des vomissements apparaissent souvent dans les premiers jours. A la fin, une diarrhée abondante, fétide, se montre, indice de l'absorption des matières septiques dans le foyer purulent de la plèvre.

Les troubles gastro-intestinaux sont constants et consistent en une anorexie profonde, de la diarrhée. La langue est sèche, la soif vive. L'état général, grave d'emblée, devient alarmant lors de la vomique ; les traits se tirent et la mort arrive dans l'adynamie. Au début, la fièvre n'est pas très forte : elle ne l'est pas plus que dans la pleurésie séreuse ; la température oscille autour de 39°. Le type fébrile est continu, avec rémissions matinales.

A une période plus avancée apparaissent les fortes exacerbations fébriles. La température s'élève brusquement de 2 à 3 degrés (Fränkel).

Souvent ces accès fébriles sont précédés d'un grand frisson et suivis d'une abondante transpiration. Ils indiquent l'infection de l'économie, la pénétration des produits septiques dans le torrent circulatoire.

Lorsque l'ouverture de la collection putride dans les bronches est proche, on peut constater des phénomènes de collapsus. A partir de ce moment, la fièvre prend les allures de la fièvre des infections septicémiques : elle est continue, avec redoublements se terminant par des sueurs profuses.

La perte des forces et l'amaigrissement se prononcent rapidement : le malade ne tarde pas à tomber dans une extrême prostration.

Le pouls est fréquent, fort au début, faible lorsque les phénomènes septicémiques ont pris le premier plan de la scène morbide.

Marche. Durée.—Ainsi que nous l'avons mentionné au début de notre exposé clinique, l'évolution de l'empyème gangreneux comprend deux périodes assez distinctes.

Dans la 1re période ou phase pleurétique les phénomènes fonctionnels et physiques sont ceux d'un empyème enkysté. Ce n'est qu'en se basant sur les troubles profonds de l'économie qu'on peut soupçonner derrière l'épanchement pleurétique, la gangrène superficielle du poumon.

La durée de cette période varie de quelques semaines à un mois.

La deuxième période débute par l'apparition des crachats gangreneux ; elle est surtout remarquable par les modifications profondes que subit l'état général du patient.

La fièvre prend les allures paroxystiques des fièvres septicémiques (Bouveret).

En quelques jours, la situation s'est aggravée au point qu'il n'est plus douteux qu'on soit en présence d'une affection de la plus haute gravité. L'empyème gangreneux fait irruption dans les voies aériennes ; les vomiques gangreneuses se reproduisent avec une abondance variable. Bientôt apparaissent les phénomènes de la septicémie aiguë et suraiguë et la mort ne tarde pas à arriver dans le collapsus. Cette période a une durée variable, elle a été d'un mois à peu près dans nos observations.

CHAPITRE IV

Diagnostic.

A la première phase, avant l'apparition de la vomique, un diagnostic ferme est impossible à faire. Le signe diagnostic décisif, c'est-à-dire l'apparition des crachats franchement gangreneux manque en effet. Lorsque le foyer gangreneux pulmonaire avant ou dans le cours de l'évolution de la pleurésie se manifeste par une expectoration caractéristique, le diagnostic ne présente aucune difficulté. Ces cas sortent du cadre que nous nous sommes tracé. La pleurésie n'est alors qu'un élément contingent dans le cours de la maladie grave qui menace l'économie ; le chirurgien ne peut et ne doit intervenir dans ces circonstances. Il n'en est pas de même de ces empyèmes gangreneux interlobaires où la période pleurétique a une durée relativement longue pendant laquelle manquent les crachats gangreneux. Si nous analysons en effet les deux observations qui forment la base de notre travail, nous trouvons que dans l'observation du Dr Chauffard, un intervalle de *quatre semaines* a séparé le début de l'affection de l'expectoration typique. Il en a été de même dans la nôtre. Les crachats à odeur gangreneuse ne se sont montrés que *vingt-trois* jours après l'apparition des premiers phénomènes thoraciques. Dans la période *prévomique* on ne constate donc que l'existence d'une pleurésie, sans pouvoir en dépister la nature.

Le début est toujours ici mal dessiné, aussi hésite-t-on entre une pneumonie centrale, une pleurodynie, une névralgie intercostale. Mais l'adynamie, la prostration des forces que l'on trouve bientôt dans le cortège symptomatique de l'affection, ne permettent pas une longue hésitation. On est en face d'une affection thoracique de mauvaise nature ; mais quelle est-elle ?

Le point de côté n'apparaît que lorsque la pleurésie franchissant la limite de la scissure interlobaire gagne la grande cavité pleurale costo-pulmonaire ; il traduit le travail inflammatoire peu intense qui se passe de ce côté, et va amener des adhérences qui permettront bientôt l'intervention chirurgicale sans danger.

La *pleurésie aiguë interlobaire* n'offre pas à l'observateur une pareille intensité dans le frisson, un degré aussi prononcé dans la dypsnée, dans la fréquence des quintes de toux, ces accès fébriles irréguliers avec frissons et sueurs abondantes et surtout cette adynamie avec ce cachet infectieux.

En tenant compte de tous ces caractères cliniques, il sera possible au moins de soupçonner fortement qu'il ne s'agit pas d'une pleurésie vulgaire et que l'inflammation accompagne très probablement une lésion gangreneuse du poumon.

A cette période le diagnostic différentiel avec l'empyème interlobaire est des plus épineux ; tous ses phénomènes y existent, mais moins intenses, et il est alors, avant qu'on ait pu examiner chimiquement les produits de l'expectoration, impossible de décider entre l'empyème commun et une pleurésie enkystée putride ou gangreneuse.

Mais, comme le dit M. Bouveret, n'est-ce pas déjà un progrès dans la voie du diagnostic que d'avoir reconnu qu'il s'agit d'une pleurésie grave, de mauvaise nature. Quelques-uns de ces signes précoces appartiennent plutôt à la pleurésie gangreneuse : telles sont dans l'espèce, l'adynamie rapide, la prostration des forces très prononcée dès les premiers jours. L'expectoration sanglante et l'hémoptysie signalées dans les cas d'empyème gangreneux de la grande cavité pleurale ont fait défaut dans nos cas.

Lorsque l'expectoration gangreneuse est apparue au milieu de phénomènes fébriles et septicémiques d'allure assez grave, il faut analyser les caractères de cette vomique avec la plus scrupuleuse attention, et tout le problème clinique se résume à bien déterminer si on est en face d'un empyème putride ou d'un empyème gangreneux. Il est bien évident que nous ne parlons ici que des vomiques putrides ayant leur point de départ intrathoracique. L'examen attentif du malade a été fait, et on a éliminé toutes les affections abdominales suppuratives qui venant s'ouvrir tout à coup à travers le diaphragme et le poumon donnent naissance à des vomiques ; nous voulons parler de ces abcès hépatiques, périhépatiques ou périnéphrétiques, de ces kystes hydatiques suppurés développés dans les organes abdominaux et qui donnent naissance à de telles migrations.

Les symptômes de fétidité de l'empyème enkysté commun n'ont en général qu'une durée peu persistante. Les crachats, l'haleine, sont plutôt fades que fétides.

Il n'y a pas d'état infectieux dû à la pénétration des micro-organismes dans l'économie, ni d'intoxication provoquée par la résorption des produits solubles toxiques engendrés dans le foyer putride par les mêmes agents.

Les phénomènes locaux thoraciques dominent toujours la scène clinique. Les phénomènes généraux, fièvre, accélération du pouls, abattement, anorexie, troubles intestinaux, ne sont jamais très prononcés. Si le malade a eu une pneumonie franche quelque temps auparavant, on attendra sans crainte l'issue d'un tel empyème.

M. Netter a mis en effet en évidence la bénignité de ces pleurésies métapneumoniques, dont la terminaison se fait toujours favorablement à la suite de vomiques.

L'*empyème gangreneux enkysté de la grande cavité pleurale* ne laisse pas longtemps hésitant le diagnostic. Le plus souvent, en effet, la maladie éclate brusquement et le début est remarquable par la violence et l'intensité de deux symptômes pleurétiques : le frisson et le point de côté qui a une durée très longue, persistant pendant des semaines. Une pareille douleur est peu commune dans la pleurésie séreuse et dans la pneumonie lobaire. Bientôt apparaissent les fortes exacerbations fébriles, précédées d'un frisson et d'une transpiration abondante. Parfois, il y a à cette période prévomique des hémoptysies, une expectoration sanglante. Lorsque l'eschare s'est détachée, il y a un pyopneumothorax que l'auscultation, la percussion, la succussion et les ponctions exploratrices permettront facilement de localiser à la surface du poumon, sous les côtes. La vomique enfin vient lever tous les doutes, en indiquant la *nature* de cette pleurésie maligne.

L'odeur de la gangrène est fort différente de celle de la suppuration fétide, elle se répand au loin, infecte toute une salle d'hôpital, toute une maison, elle est absolument intolérable. La vomique de l'empyème gangreneux est suivie d'une aggravation rapide, profonde et durable de l'état général; parfois même, le patient tombe dans le collapsus. Dans le cas d'un simple empyème putride ouvert dans les bronches, on n'observe pas une telle aggravation des symptômes, mais parfois une certaine amélioration; il est vrai que, le plus souvent, cette amélioration n'est pas de longue durée. Il est cependant impossible quelquefois de distinguer les formes graves de la pleurésie putride de l'empyème gangreneux. Du reste la solution de cette question n'a pas grande importance au point de vue du traitement. La pleurésie putride interlobaire grave doit être en effet traitée, comme l'empyème gangreneux de même espèce, par la pneumotomie. L'empyème putride commun n'apparaît jamais avec le fracas solennel de l'empyème gangreneux. La prostration des forces, la gravité de l'état général sont toujours moindres. Le liquide évacué dégage une odeur nauséabonde, infecte; il a une coloration jaunâtre; mais, fait important, et qui différencie complètement cet épanchement de la pleurésie gangreneuse, il n'y a pas de débris de tissu pulmonaire. Tout le travail de putréfaction se passe dans le liquide même.

La gangrène pulmonaire pneumonique peut donner le change par la fétidité de l'haleine et de l'expectoration. Mais la présence de lambeaux de tissu pulmonaire est caractéristique de la gangrène parenchymateuse ; tantôt ces lambeaux contiennent des fibres élastiques reconnaissables, tantôt le tissu élastique a disparu et on ne trouve plus que des lambeaux irréguliers d'une consistance comparable à celle de l'amadou. Mais le fait capital est, outre l'existence d'un foyer localisé, peu étendu, avec conservation du murmure vésiculaire superficiel, l'absence de vomique pleurale.

On n'a jamais, dans la gangrène pneumonique, une expectoration de deux à trois cents grammes de liquide.

L'abcès du poumon consécutif à une pneumonie ou à une inflammation de voisinage, s'ouvre dans les bronches, et peut donner lieu à une expectoration abondante, mais jamais il ne présente la fétidité de la gangrène. D'ailleurs la rareté de l'abcès pulmonaire est telle qu'en présence d'une vomique, il faut, suivant le conseil du professeur Jaccoud, penser à une origine pleurale. La vomique de l'abcès pulmonaire est précoce, survient du 20° au 25° jour après la défervescence de la pneumonie.

La bronchite putride et la *bronchectasie putride* ont une marche chronique traversée de poussées aiguës durant lesquelles l'expectoration affecte un haut degré de putridité.

L'expectoration est muco-purulente, se fait par fausses vomiques. Les malades exhalent alors, comme le fait observer si exactement Grisolle, bien moins une odeur de pourriture qu'une odeur fade d'hydrogène sulfuré. L'état général est moins gravement atteint que dans le cas d'empyème.

Les signes d'évolution de la *bronchectasie* diffèrent de plus absolument. Sa durée est longue et les signes stéthoscopiques révèlent des cavités multiples, creusées dans le parenchyme pulmonaire. Elle évolue de plus presque toujours chez des gens âgés, atteints depuis longtemps de bronchite chronique ; leur santé n'est altérée qu'à la longue, jamais subitement. Il faudra, pour éliminer l'empyème interlobaire, rechercher avec soin l'existence d'une matité limitée dans la région moyenne du poumon, l'absence de respiration en ce point ou quelque signe intermittent de pneumothorax.

Dans l'observation de MM. Hayem et Graux, le malade, après une chute dans son escalier commence à tousser. Un mois après, apparaissent les signes d'une affection aiguë de poitrine. La pleurésie devient évidente, et comme les crachats ont une odeur fétide, on les attribue à une bronchite fétide. Cinq jours après apparaissent l'odeur franchement gangreneuse et la succussion hippocratique qui redressent le diagnostic.

La *gangrène* des *extrémités bronchiques dilatées* étudiée par Briquet, a une allure assez semblable à la bronchectasie. La fétidité est intermittente, la durée longue, la guérison la règle.

Les *kystes suppurés du poumon* qui s'observent encore assez fréquemment, se terminent par vomiques. La matière expectorée est toujours considérable, purulente, fétide, et contient des débris d'hydatides. Lorsque la poche s'est vidée avant la suppuration, on a une expectoration claire, limpide, transparente avec des hydatides vivantes, suivie plus tard de la suppuration de la poche dont les parois n'ont pu se rapprocher, et d'une expectoration fétide. En l'absence des commémoratifs, lorsque le malade aura laissé passer inaperçu ce phénomène capital, le rejet de fausses membranes blanches, le diagnostic présentera les plus grandes difficultés.

La gangrène peut envahir les parois d'une caverne pulmonaire très vaste, par exemple le cas de Ramdohr, in thèse de Liandier (Paris, 1883), et faire croire à un kyste pleural gangreneux; mais toujours le sphacèle pulmonaire n'apparaît qu'après plusieurs tentatives (Liandier). L'haleine, l'expectoration deviennent fétides, l'état général s'aggrave, puis tout rentre dans l'ordre. Les mêmes phénomènes se reproduisent ainsi plusieurs fois dans les mêmes conditions jusqu'à ce qu'enfin la gangrène se trouve définitivement constituée. Il existe d'ailleurs d'autres phénomènes que ceux dus à cette intermittence, nous voulons parler du siège et de la multiplicité des cavernes pulmonaires. La recherche des bacilles dans les produits de l'expectoration lèvera tous les doutes.

La conduite sera la même dans le cas de *cancer ulcéré du poumon*. L'examen d'un débris de tumeur expectorée renseignerait immédiatement sur la nature de l'affection intrathoracique que l'on observe.

Il faudra penser aussi à la spléno-pneumonie et à la pneumonie disséquante de M. Hutinel, qui ont cependant des caractères cliniques trop tranchés pour que nous y insistions.

CHAPITRE V

Anatomie pathologique. — Pathogénie.

Si l'on sectionne verticalement du sommet à la base un poumon qui est le siège d'un empyème gangreneux, interlobaire, on tombe sur une cavité close de toutes parts. Sous l'influence de cette localisation du sphacèle à la plèvre viscérale interlobaire, les lobes pulmonaires adjacents s'accolent à leur périphérie et constituent une poche, un kyste, inclus au sein du parenchyme pulmonaire, qui va subir un aplatissement, une condensation en rapport avec l'abondance du liquide épanché. Les néomembranes fibreuses ne restent pas cantonnées à la périphérie des lobes pulmonaires, mais envahissent dans une assez grande étendue la grande cavité séreuse costo-pulmonaire. Nous avons insisté sur le rôle fondamental de ces adhérences dans un autre chapitre.

La poche interlobaire, généralement unique, est plus ou moins vaste, depuis une grosse orange jusqu'au volume des deux poings. Elle renferme un liquide sanieux, grisâtre, parfois sanguinolent, horriblement fétide en quantité variable suivant les facilités d'évacuation offertes au liquide par les voies aériennes à la suite de l'empyème de nécessité interne.

Ce liquide mêlé de détritus pulmonaires gangreneux

renferme un grand nombre de vibrions, de bactéries, parmi lesquelles dominent le streptocoque et le leptothrix (Jaffé, Leyden).

Sur les parois du kyste, on trouve des fausses membranes fibrineuses, absolument semblables aux fausses membranes de la pleurésie commune. Ce qui caractérise la lésion, c'est la présence de plaques gangreneuses, déchiquetées, tomenteuses, intéressant la couche pulmonaire sous-pleurale, s'étendant plus en surface qu'en profondeur. Le parenchyme pulmonaire est au niveau du point sphacélé profondément modifié. Il est irrégulier, déchiqueté, verdâtre et exhale une odeur infecte, pénétrante. Dans ce foyer, il est possible, après de grands lavages, de voir des bronches nettement sectionnées. Mais cette recherche est parfois négative. Le foyer gangreneux primitif est entouré d'une zone plus ou moins étendue de congestion, de broncho-pneumonie œdémateuse. Les ganglions du hile du poumon sont hypertrophiés.

A côté de ces lésions de premier ordre, on trouve dans les autres lobes pulmonaires, soit d'autres foyers de broncho-pneumonie suppurée et fétide, soit une sclérose généralisée à un ou deux lobes. Les autres organes présentent les lésions ordinaires des septicémies (foie gras, reins congestionnés, cœur mou). La rate a été trouvée petite ou normale. Le sang du cœur et des gros vaisseaux est fluïde, non coagulé, noirâtre. Cette altération du sang témoigne d'une infection générale de l'économie primitive ou secondaire. Cette infection générale se révèle encore par d'autres lésions viscérales, comme nous l'avons vu.

Au milieu de ces lésions interlobaires, la grande cavité pleurale se comporte de la façon suivante. Elle s'oblitère dans sa moitié ou ses deux tiers inférieurs par des adhérences solides. La lecture des observations est on ne peut plus nette à cet égard. En allant du sommet à la base pulmonaire, il est facile de se rendre compte que les adhérences deviennent de plus en plus solides à mesure qu'on approche de la région interlobaire atteinte. A son niveau même les adhérences étaient dans nos deux observations des plus solides et ont exigé qu'on sculptât le poumon sur la face interne des côtes.

Cet empyème gangreneux reconnaît-il pour cause une pleurésie gangreneuse primitive, indépendante de toute lésion corticale du poumon ou une gangrène pulmonaire sous-pleurale. Nous avons vu dans notre exposé historique que si les observations de MM. Besnier, Rendu et Debove plaident en faveur de la première hypothèse, les faits rapportés par Corbin, M. Bucquoy surtout, indiquent qu'il existe toujours d'une façon concomitante une lésion pulmonaire fondamentale, qui a provoqué la pleurésie. Le sphacèle pleural serait toujours ainsi deutéropathique. Si nous examinons attentivement nos observations, il nous est possible de dire que selon toute vraisemblance, la gangrène existait dès le début de la maladie. En effet, l'adynamie, la fièvre intense, cet état général que nous y voyons mentionnés, la diarrhée fétide même, ne sont pas des phénomènes qui rentrent dans le cadre symptomatique habituel de l'empyème commun. Il y a là quelque chose de plus qui montre nettement que l'économie est intéressée gravement, qu'elle est infectée.

Nous avons donc tendance à admettre que nos cas relèvent d'une gangrène pleuro-pulmonaire. Une plaque gangreneuse corticale s'est formée, intéressant à la fois la plèvre viscérale et les alvéoles pulmonaires sous-jacents. Le facteur pathogénique de la pleurésie n'est ni une *gangrène centrale*, ni une *gangrène sous-corticale*, mais une gangrène corticale ou pleuro-pulmonaire, à localisation interlobaire.

CHAPITRE VI

Pronostic.

Il est de la plus haute gravité. La mort est inévitable si l'on n'intervient pas rapidement aussitôt qu'on a reconnu la nature purulente et gangreneuse de la pleurésie. Il faut absolument créer à ces produits infectieux et toxiques une voie d'élimination. La pneumotomie est la seule opération qui puisse donner cette certitude. Il ne faudra pas surtout s'en remettre à une cure spontanée sous l'influence des vomiques; car, jamais ces foyers remplis de putrilage, de débris pulmonaires assez considérables ne pourront se vider complètement de cette façon. Lentement, mais sûrement le malade s'infectera, et non seulement il y aura à craindre une infection générale, mais une infection locale par développement successif de foyers gangreneux dans les deux poumons, ce qui enlèverait toute possibilité d'intervention. Mais même en admettant l'existence d'une fissure large, permettant l'évacuation facile au dehors des débris gangreneux et des liquides putrides, le foyer lui-même ne pourra jamais que très difficilement se tarir. Sous l'influence de cette déperdition énorme par l'expectoration, de l'anorexie, de la diarrhée, la cachexie ne tardera pas à se montrer. Le malade ne peut lutter que difficilement contre cette auto-intoxication qui altère tous les parenchymes et le met dans un état de résistance des plus précaires. Or, ici le danger est immense : la résorption des produits de la putréfaction se fait avec la plus grande facilité par l'intermédiaire de la muqueuse des voies aériennes. On voit donc qu'en présence d'une situation aussi grave, il n'y a pas à s'arrêter à une médication peu énergique; il faut par les moyens les plus radicaux supprimer ce foyer gangreneux, qui amènera fatalement la mort par septicémie suraiguë.

CHAPITRE VII

Traitement.

Dans le cas d'empyème gangreneux enkysté, il est inutile de trop s'attacher au traitement médical. Comme agent curateur, il est totalement impuissant contre la lésion pulmonaire fondamentale et s'en remettre à lui uniquement, c'est cacher un nihilisme thérapeutique par une médication de symptômes. Mais si, comme agent principal le traitement médical est nul, il rend cependant d'immenses services pour combattre la douleur, la fièvre, l'infection, la dépression des forces. Les toniques, l'alcool surtout, la potion de Todd, la caféine serviront à combattre cette dernière. La douleur est efficacement supprimée par les ventouses sèches et scarifiées, la teinture d'iode, les injections d'antipyrine ou de morphine, les sinapismes. La térébenthine, l'eucalyptus, le santal, les acides phénique, salicylique et benzoïque, qui donnent de si bons résultats dans la bronchite et l'empyème putrides, sont ici inefficaces pour diminuer la fétidité de l'haleine et des crachats.

Le traitement de l'empyème gangreneux interlobaire doit être hâtif et énergique, car telle est la gravité des phénomènes d'auto-infection et d'auto-intoxication que quelques jours ou quelques heures de retard peuvent absolument compromettre le résultat d'une intervention. Il doit de plus être énergique, car il faut ici remplir deux indications pressantes, évacuer les masses grangreneuses et désinfecter la cavité suppurante.

Les ponctions, le siphon, la canule à demeure sont à rejeter. Tous ces procédés imparfaits et insuffisants ne peuvent ici que faire perdre un temps extrêmement précieux. Il faut une ouverture large pour que les liquides putréfiés, les débris sphacélés toujours de volume assez considérable trouvent facilement une voie d'élimination. Dans le cas de M. Chauffard, on a fait des ponctions répétées et pratiqué des injections avec une solution de naphtol sursaturée dans la poche purulente. La désinfection n'a pu cependant être obtenue.

Les ponctions profondes, faites dans plusieurs espaces intercostaux en plein foyer de souffle et de matité serviront à bien asseoir le diagnostic et guideront le chirurgien. Aussi nous semble-t-il banal d'insister sur l'utilité d'un diagnostic médical ferme. On ne va pas ouvrir la cage thoracique, pénétrer dans le parenchyme pulmonaire sans un diagnostic topographique bien fait. Les ponctions aspiratrices profondes dans le foyer soupçonné constitueront donc toujours le premier temps de l'opération. Elles donneront des indications précieuses sur la direction, le siège, la profondeur, l'étendue du foyer pleural enkysté. On s'assurera que l'extrémité du trocart est libre dans une cavité et que les gaz et les liquides s'écoulent facilement par la canule.

L'état local devra toujours être examiné avec soin

avant de se décider à une opération sur le poumon. S'il existe des foyers multiples de broncho-pneumonie gangreneuse dans un ou les deux poumons, il faudra s'abstenir. Ni la diarrhée fétide, ni l'adynamie, ni la fièvre intense ne sont des contre-indications formelles. Plus vite on interviendra, plus on aura de chance d'atténuer ou supprimer ces phénomènes qui relèvent de l'auto-intoxication.

Le lieu de l'opération sera indiqué par les données de la clinique, les ponctions et la situation régulière des scissures interlobaires par rapport à la cage thoracique.

L'opération consistera à inciser les parties molles, réséquer une ou plusieurs côtes, à ouvrir le poumon, laver et drainer le foyer gangreneux. L'ouverture ainsi faite sera large, suffisante pour permettre l'évacuation facile au dehors des masses gangrenées qui flottent dans le liquide purulent et de toutes celles qui vont successivement se détacher du poumon pendant les jours qui suivent l'opération.

Une antisepsie rigoureuse est plus indispensable ici que dans les formes communes de l'empyème. Les liquides séro-purulents et gangreneux qui s'écoulent de la plèvre sont extrêmement irritants et facilement inoculables, ils peuvent produire des inflammations érysipélateuses et gangréneuses de la peau, des décollements des lèvres de la plaie et des suppurations diffuses de la paroi thoracique. Les lavages sont nécessaires, mais seront faits avec beaucoup de précaution. Pendant ces lavages, il faudra donner au malade une situation telle que l'incision de la plèvre se trouve au point culminant de la cavité, c'est-à-dire que le patient doit se coucher sur le côté sain.

C'est lorsqu'on est intervenu chirurgicalement, que le traitement médical trouve des indications très importantes. La fièvre ne tombe pas en effet aussitôt après l'intervention Les phénomènes de résorption putride, l'adynamie, l'amaigrissement, l'anorexie, la fièvre, la diarrhée exigeront des semaines d'un traitement énergique pour disparaître. Il faut que les parties escharifiées se détachent. L'alcool à haute dose soutiendra les forces du malade. L'eucalyptol à la dose de 2 grammes par jour sera donné à l'intérieur. Par ces moyens obtiendra-t-on la guérison ? Dans tous les cas, il faudra les employer, car ils constituent la seule chance de salut offerte au malade.

OBSERVATIONS

OBSERVATION I (PERSONNELLE)

Empyème gangreneux interlobaire.

La nommée Valentine M..., âgée de 6 ans 1/2, entre le 12 mars 1889 à l'hôpital des Enfants-Malades, salle Gillette, nº 12, dans le service de M. Ollivier.

Antécédents héréditaires. — Père (36 ans), a eu des hémoptysies. Alcoolisme avoué.

Mère (38 ans) en excellente santé, a fait deux fausses couches de 3 mois ; douleurs rhumatismales articulaires de temps à autre.

Antécédents personnels. — Élevée au sein jusqu'à l'âge de 11 mois, puis nourrie à la table commune. A l'époque de la dentition, diarrhée fréquente — la 1re dent est venue à 7 mois. A la même époque rougeole normale sans complication bronchopneumonique. Toutefois (et les parents sont très affirmatifs sur ce point), c'est à dater de la fièvre éruptive que l'enfant a commencé à tousser. Depuis ce moment, c'est-à-dire depuis l'âge de 8 mois, la petite malade n'avait cessé de tousser un peu, l'hiver était marqué par une recrudescence dans les phénomènes bronchitiques.

Valentine M... a toujours été chétive, faible, mais n'offre aucune lésion rachitique.

Depuis 15 jours elle tousse beaucoup et s'est alitée ; elle a des vomissements incessants qui surviennent à la suite des quintes ; tous les soirs la fièvre est vive et des frissons se montront ; la nuit, l'enfant est couverte de sueur ; l'amaigrissement est notable, la santé profondément altérée.

Il y a trois jours, en même temps que la toux devenait plus opiniâtre, est apparu un violent point de côté, l'haleine est devenue fétide et ce phénomène à ce moment fut rattaché à une carie dentaire.

13 mars. *État actuel.* — La face est pâle, amaigrie. Le système osseux ne présente aucune déformation, aucune lésion tuberculeuse.

L'amaigrissement est général, mais non très considérable. Pas d'œdème des extrémités, pas de bouffissure de la face et des paupières.

Les doigts sont renflés en massue à leurs extrémités. La peau est chaude, couverte de sueur.

La langue est un peu rôtie, sèche au milieu, légèrement humide à la pointe et sur les bords ; le voile du palais, les amygdales, le pharynx sont normaux. L'appétit est nul. Pas de vomissements ni de diarrhée ; toux fréquente, respiration accélérée, oppression peu intense.

L'examen de la poitrine ne révèle aucune voussure, aucune déformation limitée. La percussion de la cage thoracique donne les résultats suivants :

A gauche. Sonorité normale.

A droite, dans les fosses sus et sous-épineuses, submatité et résistance au doigt, qui s'accentuent à mesure que l'on descend.

A la base, en arrière et en avant, matité franche. Sous la clavicule, son normal, pas de skodisme.

A l'auscultation, fosse sus-épineuse gauche, quelques râles sous-crépitants à l'inspiration, expiration normale.

Fosse sous-épineuse gauche, inspiration forte, expiration soufflante (par propagation).

Base. La respiration est pure, très accentuée dans ses deux temps.

A droite, l'expiration seule est soufflante, tandis qu'au-dessous, l'inspiration le devient également.

Ces phénomènes stéthoscopiques se reproduisent à la base avec les mêmes caractères.

Sur toute l'étendue de la ligne axillaire droite l'expiration est un peu soufflante, l'inspiration forte.

En avant, l'inspiration est très accusée sous les deux clavivules.

Égophonie à droite. Bronchophonie à gauche.

La palpation montre d'une façon très nette que les vibrations thoraciques sont diminuées à droite vers la base du thorax, normales dans le reste de son étendue.

Le cœur n'est le siège d'aucun souffle morbide. Les matités hépatique et splénique sont normales.

Aucun trouble des fonctions urinaires ; les urines, de quantité normale, ne sont pas albumineuses.

Le sommeil est calme; pas de cauchemars, de terreurs nocturnes ; ni délire ni agitation.

D'après l'ensemble de ces phénomènes, on croit à l'existence d'une collection intra-thoracique dont il est impossible de déterminer la nature.

L'expectoration n'a pas pris le caractère de fétidité que nous trouverons plus tard.

En effet, jusqu'au 24 mars, l'ensemble des phénomènes énumérés reste tel.

La toux augmente de fréquence, reste sèche, opiniâtre, fatiguant beaucoup notre petite malade.

Le 24. Au moment de la visite du matin, on est frappé, en approchant de son lit, de l'odeur pénétrante, gangreneuse que dégage non seulement l'haleine de la malade, mais aussi la serviette dans laquelle elle a craché.

L'expectoration semble avoir été très abondante, quelques-uns de ces crachats, brun verdâtre, sont striés de sang.

Les phénomènes d'auscultation et de percussion n'ont subi aucune modification.

Appétit nul. Pas de diarrhée.

25 mars. La fétidité est des plus marquées ; c'est une odeur

de putréfaction, de macération anatomique qui fait penser de suite à la gangrène pulmonaire.

L'expectoration, composée de crachats brun verdâtre, nageant dans une sérosité sale, dégage une odeur infecte qui se répand non seulement autour du lit de la malade, mais dans toute une partie de la salle ; l'abondance de l'expectoration a notablement augmenté ; la toux est incessante. Dans les crachats, il existe de petits débris filamenteux de parenchyme pulmonaire.

A l'examen du poumon, on trouve à la base droite (entre le lobe moyen et l'inférieur), dans un point correspondant à la zone de la diminution des vibrations thoraciques et de la matité, un souffle amphorique aux deux temps de la respiration ; il s'est produit un pyopneumothorax. Toutefois, on ne peut mettre en évidence ni le tintement métallique ni le bruit d'airain ou la succussion hippocratique.

Malgré ces phénomènes de putridité, l'état général reste le même qu'à l'entrée de la malade dans la salle. Les urines n'ont pas diminué de quantité ; elles ne sont pas albumineuses.

Le sommeil est fréquemment interronpu par des quintes de toux à la suite desquelles est expectorée cette masse sanieuse muco-purulente, horriblement fétide.

26 mars. L'état reste stationnaire ; l'expectoration n'a pas perdu sa fétidité ; des vomiques se produisent à intervalles assez rapprochés pendant la journée. La zone du souffle amphorique s'est agrandie. Potion avec deux grammes d'acide salicylique et d'acétate d'ammoniaque.

27 mars. A rempli un crachoir d'un liquide sanieux dans lequel nagent des crachats verdâtres, déchiquetés. Pas de débris de parenchyme pulmonaire ; quelques fibres élastiques ; cristaux d'acides gras. Ces crachats, mis dans un verre à expériences, se séparent en 3 couches : l'inférieure contient de petites masses noirâtres, grisâtres, horriblement fétides, formées de cristaux d'acides gras ; la partie supérieure, séparée de celle-ci par une couche de liquide louche, est formée par des

crachats verdâtres, déchiquetés, dont la réunion forme une bouillie infecte.

La zone du souffle amphorique s'est encore étendue ; pas de vomissements ni de diarrhée ; forces relativement conservées.

28 mars. Le souffle amphorique a complètement disparu. On entend à sa place, dans la moitié inférieure de l'hémi-thorax droit, un souffle doux, voilé, lointain, à tonalité élevée. L'inspiration est très diminuée ; on n'entend pas de râle dans la toux. L'expectoration reste avec les mêmes caractères (aspect, qualité, odeur).

Ce matin, la température, qui était montée à 39° et 39°,5 et restait cantonnée à ce chiffre depuis le début de l'affection, est descendue à 37°,5.

Le 30. L'état général n'a subi aucune modification ; la malade ne se cachectise pas et ne présente aucun phénomène de résorption putride (frissons paroxystiques, fièvre, sueurs abondantes, abattement profond).

Un phénomène important s'est produit, la diminution dans la quantité des matières expectorées, l'haleine reste fétide.

On donne de la poudre de viande, de l'extrait de quinquina et du rhum.

9 avril. Depuis hier, la toux, qui avait diminué de fréquence, est redevenue opiniâtre ; l'oppression, la gêne intrathoracique, les douleurs dans le côté gauche se sont montrées de nouveau. La malade a, dans une quinte de toux, expectoré ce matin un demi-verre d'un liquide fétide, à odeur gangreneuse ; la température est remontée à 41°.

Le 12. Les phénomènes si intenses (toux, dyspnée, expectoration) se sont calmés.

L'haleine reste cependant très fétide, ainsi que les crachats devenus rares.

1er mai. Nouvelle vomique (200 gr. environ) horriblement fétide, provoquant des nausées.

Le souffle amphorique est reparu au même niveau que précédemment. Température 40°.

Le 5. Depuis le 1er mai, vomiques multiples.

L'auscultation du poumon gauche, qui jusqu'à cette date était resté indemne, fait entendre de nombreux râles bronchiques, bulleux, ronflants, sous-crépitants. A droite, frottements. A la base et dans la ligne axillaire, gargouillements, souffle amphorique limité.

Le 7. État stationnaire ; le souffle amphorique persiste. Expectoration ; mêmes caractères.

Le 9. Inhalations d'essence de térébenthine, alcoolature d'eucalyptus, 1 gr.

La fétidité de l'expectoration est extrême et se répand dans toute la salle. Température, 38°,2.

Dyspnée intense.

Le 15. L'expectoration augmente de quantité. Température, 38°.

La malade s'affaiblit, ne se nourrit plus. La toux est incessante et suivie du rejet de crachats purulents, fétides.

La dyspnée est encore augmentée (67 par minute).

Le 16. Dyspnée très intense. Vomiques répétées dans la journée. L'état général s'aggrave. Souffle dans toute l'étendue du poumon droit. Râles nombreux à gauche.

Le soir, tendance au collapsus. Ne répond plus.

Le 17. La malade est comme morte dans son lit. Par moments, elle est secouée par une toux grave et opiniâtre à la suite de laquelle elle rend une quantité de gros crachats muco-purulents, fétides.

Pouls à 200. Respiration à 75. Température, 39°.

Le 18. Mort.

Autopsie, faite 24 heures après la mort. Le cadavre est putréfié.

A l'ouverture du thorax, on trouve le poumon droit adhérent dans toute son étendue ; la symphyse pleurale est totale. Toutefois, il faut noter que si les adhérences sont peu marquées en avant et dans toute la partie supérieure de la face postérieure, elles sont au contraire des plus solides au niveau des lobes moyen et inférieur. Cette adhérence est aussi très marquée au niveau du diaphragme dont il est difficile de détacher la base du poumon.

Le poumon droit, au niveau de ses deux lobes inférieurs, est recouvert par une coque fibreuse, épaisse.

En pratiquant une coupe verticale du sommet à la base de ce poumon, on tombe dans une cavité close de toutes parts, située entre les lobes moyen et inférieur, limitée par des fausses membranes épaisses en haut et à la périphérie; elle présente inférieurement une dépression profonde.

Le liquide qu'elle renferme est horriblement fétide, rappelle l'odeur de matières organiques putréfiées. Les parois de ce kyste intra-pleural sont irrégulières, molles, couvertes d'un détritus putrilagineux à odeur gangreneuse des plus prononcées. Il existe une eschare noirâtre encore très nette.

Des sectionsmultiples du tissu pulmonaire limitant la cavité, permettent dereconnaître une sclérose des plus accentuées sous la coque pleurale ; mais on ne trouve aucun foyer circonscrit de gangrène pulmonaire.

De petits morceaux de tissu pulmonaire mis dans l'eau surnagent difficilement, mais ne vont pas d'emblée au fond du vase.

Il est impossible de reconnaître s'il y a des fausses membranes à la paroi inférieure de ce kyste, car elle est recouverte d'une pulpe infecte, formée de débris pulmonaires filamenteux.

En incisant les bronches, qui toutes sont légèrement dilatées, on voit parfaitement les divisions bronchiques des lobes inférieur et moyen se rendre dans le foyer gangreneux.

Le lobe supérieur, nettement sclérosé, sans trace de cavernes ou d'amas tuberculeux, crépite très peu ; il est le siège de lésions broncho-pneumoniques généralisées, ainsi que l'a démontré ultérieurement l'examen microscopique.

Le poumon gauche ne présente aucune lésion tuberculeuse ; il est légèrement emphysémateux ; les bronches sont hyperhémiées ; pas de noyau de gangrène secondaire.

Les ganglions du hile pulmonaire sont légèrement hypertrophiés ; aucun n'est caséeux à la coupe.

Péricarde. — La face externe du péricarde adhère à droite au poumon du même côté par l'intermédiaire de la plèvre médiastine ; la cavité du péricarde séreux n'est pas oblitérée. Le cœur est normal.

Rate. — Légèrement hypertrophiée. Poids, 120 gr. Pas de périsplénite ; pas d'abcès.

Foie. — Mou, de teinte jaune pâle, gras, onctueux à la coupe.

Reins. — Plus gros que normalement. La capsule se détache facilement ; pas d'abcès miliaires.

Encéphale. Intestin. Vessie. — Normaux, sang fluide, poisseux dans les cavités ventriculaires et dans les vaisseaux.

Réflexions. — Il est de la plus haute importance de bien remarquer la façon dont ont débuté les symptômes. Chez une petite malade toussant légèrement mais depuis très longtemps (à la suite d'une rougeole au dire des parents), apparaît tout à coup un ensemble de phénomènes graves, peu en rapport avec ceux qui accompagnent habituellement la pleurésie enkystée, mais qui rappellent d'une manière frappante l'éclosion d'un état grave infectieux, d'une gangrène pleuro-pulmonaire dans l'espèce. *Quinze* jours ont suffi pour que l'eschare formée se détachât, ouvrant ainsi des bronches qui ont livré passage à un liquide horriblement fétide, à odeur gangreneuse. Le diagnostic de la formation d'un pyopneumothorax ne pouvait plus être hésitant après l'apparition de cette vomique ; on était en présence d'une gangrène pleuro-pulmonaire. Que fallait-il faire ? On a bien pensé à intervenir chirurgicalement par la pneumotomie, opération que semblait permettre la symphyse pleurale costo-pulmonaire constatée, mais on manquait de précédents heureux. On hésita et on crut que les vomiques suffiraient à déterger le foyer. L'attente a été absolument trompée. L'autopsie nous a montré un foyer de gangrène pleuro-pulmonaire des plus évidents. Se trouvait-on en présence d'une gangrène pleurale primitive ou secondaire ?

Rien n'autorise à trancher cette question d'une façon nettement assurée. L'examen des pièces montre plutôt peut-être une lésion pulmonaire primitive, fondamentale, fait qu'indiquerait aussi l'évolution clinique (début aigu, état général grave, infection d'emblée, expectoration d'odeur gangreneuse, renfermant des débris sphacélés, des fibres élastiques). Mais notre cas ne plaide catégoriquement en faveur de l'une ou de l'autre hypothèse.

On a vu plus haut que le lobe inférieur était creusé d'une cavité fongueuse, irrégulière, renfermant une eschare noirâtre et exhalant une odeur gangréneuse des plus typiques. La section des bronches béantes dans le foyer préalablement lavé, rend compte de la facilité de l'écoulement des liquides par la voie aérienne.

Une prompte intervention pouvait seule sauver notre petite malade ; l'ouverture du foyer, une antisepsie rigoureuse, auraient empêché la septicémie, l'intoxication qui a amené la mort et que traduisaient à l'autopsie l'état gras du foie, le sang fluide et poisseux, l'altération rénale.

Si nous pouvons ainsi conclure affirmativement à l'existence d'une gangrène pulmonaire primitive, ou plus exactement pleuro-pulmonaire, comme agent producteur de la pleurésie (qui avec les vomiques a rempli toute la scène clinique) nous nous trouvons assez embarrassé pour expliquer la pathogénie de la gangrène elle-même. Il ne peut être ici question d'une gangrène d'origine embolique. Nous avons interrogé minutieusement les parents pour éclaircir ce point intéressant; la petite malade n'a pas eu d'eschare cutanée ou muqueuse, aucune lésion suppurative, aucune maladie générale quelque temps auparavant. Nous nous contenterons d'attirer l'attention sur le mauvais état de la dentition de l'enfant, dont plusieurs molaires étaient profondément cariées, et sur l'appareil pulmonaire qui était altéré depuis très longtemps par une bronchite chronique accompagnée de dilatation des bronches.

Ce ne peut être là un exemple d'empyème enkysté qui s'est ouvert dans les bronches en produisant une perforation gangreneuse du poumon : l'eschare noirâtre si nette et si étendue qui existait encore à l'autopsie ainsi que l'odeur gangreneuse qui s'exhalait du putrilage pulmonaire, ne peuvent s'expliquer de la sorte. Il nous semble inutile de discuter la question d'un empyème simplement putride : l'altération profonde du parenchyme pulmonaire rapportée dans la relation de la nécropsie, lève à ce sujet tous les doutes. Nous avons eu affaire à une forme lente, insidieuse, limitée de gangrène du poumon à forme pleurétique. L'état général est devenu grave à la suite de la chute de l'eschare, lors de l'apparition des vomiques. La résorption des produits putrides et septiques a amené la mort.

Observation II

(Rédigée d'après des notes qu'a bien voulu nous communiquer M. Souques, interne des hôpitaux.)

La nommée Ott., Marie, âgée de 63 ans, domestique, entre le 28 octobre 1889, salle Gubler, lit n° 16, hôpital Broussais, dans le service de M. le Dr Chauffard.

Antécédents héréditaires. — Son père est mort à 72 ans d'une attaque d'apoplexie cérébrale. Sa mère est morte à 78 ans d'un cancer du sein.

Antécédents personnels. — La malade est nettement hystérique. Jusqu'à 35 ans, elle a présenté des attaques de nerfs, des vomissements fréquemment répétés. Douleurs rhumatismales, il y a deux ans.

Névralgie faciale il y a quatre mois.

Ses antécédents hygiéniques sont excellents. Toujours bien nourrie. N'a pas été surmenée, ni eu de traumatisme thoracique. Léger degré d'alcoolisme.

Début. — Il y a un mois, en pleine santé apparente, sans antécédent pathologique remarquable, elle éprouve un point de côté peu intense, après avoir été soumise à un refroidissement. Il n'y a pas eu de grand frisson. En même temps que le point de côté, se sont montrées des douleurs vives dans la région rénale, une dyspnée assez vive, une toux quinteuse avec expectoration abondante sans caractères, une diarrhée fétide, abondante (10 fois dans les 24 heures). En présence de pareils phénomènes, un médecin de la ville avait prescrit un vésicatoire dans la région postérieure de la poitrine, du côté droit et des médicaments internes.

Ne voyant pas d'amélioration se produire, ne pouvant se soigner seule chez elle, elle se décide au bout d'un mois à entrer à l'hôpital.

État actuel. — Faciès prostré, teinte grisâtre, terreux,

plombé, dyspnée assez vive, 46 inspirations par minute. Respiration bruyante. La température est de 39°,2 le soir, 38°,5 le matin.

L'examen du thorax permet de reconnaître les phénomènes suivants : A droite, en arrière, une submatité dans les deux tiers inférieurs, un affaiblissement des vibrations vocales, abolition du murmure vésiculaire, tout à fait à la base ; immédiatement au-dessus une zone transversale de souffle aigrelet et expiratoire. Pectoriloquie aphone nette. Pas d'égophonie. En somme, ces signes n'indiquaient qu'un épanchemant pleurétique banal et modéré.

A gauche, en arrière, signes d'emphysème pulmonaire.

En avant et à droite, la tonalité est un peu plus élevée sous la clavicule, tandis qu'à gauche on ne trouve comme en arrière que des signes stéthoscopiques relevant de l'emphysème. Le cœur a ses bruits normaux. Pouls plein, dur, 96.

Incontinence des matières et de l'urine. Diarrhée abondante, fétide et rebelle depuis un mois. L'accablement est profond, l'adynamie absolue. Inappétence, langue normale.

Les urines ne renferment ni albumine, ni sucre.

Le 29. Ponction exploratrice avec la seringue de Pravaz qui ramène quelques gouttes de sérosité citrine qui firent croire à l'existence d'une pleurésie séreuse. Trois ponctions aspiratrices faites avec l'appareil Potain restèrent successivement infructueuses. T. 38°,5 m., 39°,2 soir.

Le 30. Série de ponctions dans divers espaces intercostaux; partout elles furent sans succès. Le diagnostic devenait ainsi douteux : on pensa alors à une spléno-pneumonie et on prescrivit pour lutter contre l'adynamie et la diarrhée, une potion de Todd, 1 gr. de caféine, 4 gr. de salicylate de bismuth.

Ventouses sèches. Lait. T. 37°,6 matin.

La diarrhée reste abondante, 8 à 10 selles fétides.

Le 31. Le souffle au niveau de la zone moyenne du poumon a un timbre franchement caverneux, sans râles d'aucune espèce, sans retentissement cavitaire de la toux.

On songe alors à une pleurésie interlobaire et on pratique

dans la région moyenne du thorax, au centre de la plaque de souffle, une ponction profonde et dirigée de dehors en dedans et d'arrière en avant. Arrivé à sept ou huit centimètres de profondeur, le liquide apparut dans l'appareil et on put ramener 660 gr. d'un pus grisâtre, sanieux, légèrement teinté de sang, d'une fétidité gangreneuse horrible.

L'examen bactériologique du pus retiré par la ponction permit de constater l'existence d'un nombre infini de microbes, ressortissant tous à trois espèces principales : des microcoques isolés, ou en points doubles ; de très nombreuses chaînettes de streptocoques ; enfin de longs bâtonnets, volumineux, épais, droits ou incurvés, isolés ou articulés entre eux, et présentant ainsi tous les caractères morphologiques d'un parasite normal de la bouche, le leptothrix. Ce qui domine, ce sont les streptocoques.

A la suite de cette intervention, il se produisit une légère détente dans l'état général, un assez notable soulagement. La dyspnée fut très diminuée.

4 novembre. La température est remontée. L'état général est devenu aussi mauvais qu'auparavant. L'épanchement semble s'être reproduit, car au niveau de l'espace interlobaire on constate de nouveau l'existence du souffle caverneux et de râles.

Le 6. L'expectoration est très abondante (deux crachoirs dans les vingt-quatre heures). Elle est purulente, fétide, grisâtre. Il n'y a pas de vomique à proprement parler. Il n'y a pas eu d'efforts de vomissement : le liquide est rejeté par simple expectoration lente et continue.

Le 9. Souffle amphorique au niveau de l'espace interlobaire. Ponctions. La première, parce que vraisemblablement on était tombé au-dessus de la nappe liquide, en pleine couche gazeuse, donna lieu à un sifflement particulier et à une émission de gaz fétide. La deuxième, pratiquée dans un point plus déclive, pénétra franchement dans le foyer purulent et ramena 130 gr. de pus infect, couleur chocolat clair, café au lait foncé. La ponction terminée, on fit dans la poche des injections antiseptiques avec une solution de naphtol, non seulement concentrée (10 gr. par litre d'eau), mais encore sursaturée, renfermant un grand excès de naphtol en suspension, afin qu'une couche pulvérente déposée pût continuer l'action antiseptique après les lavages. A chaque lotion nouvelle, le liquide ressortait un peu plus clair et un peu moins fétide. Le liquide ne revint pas clair, mais louche et peu fétide. On s'arrêta, la malade étant très fatiguée.

Le 18. Depuis le 9 novembre, l'expectoration est restée purulente, très fétide, abondante. L'état général est des plus alarmants, la fièvre est vive, l'adynamie prononcée, la diarrhée persistante. Les signes physiques sont identiques à ceux du début, souffle caverneux, râles, submatité, etc.

Le 22. Affaiblissement progressif. Diarrhée fétide. Faciès plombé. Mêmes signes pulmonaires.

Le 24. Mort à 9 heures du matin.

Autopsie. — Tissu adipeux très développé sur la paroi abdominale et au devant du cœur (adipose sous-péricardique).

Une fois le plastron thoracique enlevé, les poumons font saillie.

Le *poumon gauche* est sans adhérence, emphysémateux en avant, congestionné à la base. On y aperçoit quelques noyaux de broncho-pneumonie grise.

Le *poumon droit* est emphysémateux à ses sommet et bord antérieur. Sans adhérence à sa partie supérieure, on ne peut que difficilement le détacher de la face costale à sa partie inférieure Ces adhérences solides présentent leur maximum d'épaisseur exactement au niveau de la région interlobaire. Par une section allant de la base au sommet du poumon, on tombe sur une caverne ou mieux sur une poche occupant le sillon interlobaire, déprimant les lobes supérieur et moyen. La portion externe est restée adhérente à la paroi thoracique, tandis que la portion interne est elle-même formée de deux parties distinctes : l'une, superficielle, est constituée par une membrane fibrineuse absolument analogue aux fausses membranes pleurales ; l'autre, profonde, n'est autre chose qu'une plaque de gangrène déchiquetée, tomenteuse, sillonnée par des brides multiples, exhalant une odeur fétide. Le volume de cette plaque gangreneuse peut-être évalué environ à une pièce de 5 francs, le volume total de la poche pouvant atteindre celui d'une grosse orange.

La fistule bronchique a été introuvable.

A côté de ces lésions primordiales, on peut voir une série de foyers broncho-pneumoniques, de volume variable, pour la plupart suppurés et fétides, siégeant de préférence dans le lobe inférieur et le bord postérieur du poumon.

Foie. — 1,450 grammes. Consistance normal. Gras à la coupe. Vésicule sans calculs. Bile légèrement décolorée.

Rate. — Petite, un peu cirrhosée.

Reins. — Gauche, 75 grammes, petit, lobulé. Kystes nombreux de la grosseur d'une tête d'épingle à une lentille. La décortication est difficile : les débris de la substance corticale restent adhérents à la face interne de cette capsule. Substance corticale très diminuée d'étendue.

Rein droit. — 125 grammes. La décortication est plus facile.

Cœur. — Mou, de volume normal, graisseux. Pas d'épanchement péricardique. Valvule mitrale saine. Quelques plaques athéromateuses autour de la coronaire postérieure. Caillots agoniques dans l'oreillette droite et l'artère pulmonaire.

M. le Dr Chauffard a fait une clinique sur cette malade, clinique reproduite dans le *Bulletin médical*, 1889.

Pour lui, il ne s'est agi dans ce cas ni de gangrène centrale, ni de gangrène sous-corticale, mais bien plutôt de gangrène corticale ou pleuro-pulmonaire, à localisation interlobaire.

On a vu évoluer cette affection régulière avec sa triple phase de début pleurétique et adynamique, d'épanchement enkysté et d'ouverture dans les bronches. L'évacuation lente et incomplète des liquides putrides a amené l'auto-infection et l'auto-intoxication, expliquant l'apparition des noyaux secondaires de broncho-pneumonie grangreneuse et de l'adynamie. Il eût fallu au début recourir à la pneumotomie pour éviter ces complications par l'ouverture et l'antisepsie de la poche pleurale. Cette observation montre encore que l'espace interlobaire forme une région pathologique de la plèvre et a le droit de revendiquer une véritable autonomie clinique. Toute lésion qui y naît subit par cela seul une orientation spéciale, et se modifie aussi bien dans ses symptômes que dans son évolution.

Observation III

Pleurésie interlobaire suppurée droite; crachats fétides. — Hémoptysies considérables, vomiques abondantes. — Fièvre irrégulière; alternatives de bien-être et de malaise intense. — Pneumotomie. — Suites opératoires excellentes. — Guérison.

Cette observation est consignée dans le Bulletin de l'Académie de médecine (19 octobre 1886). Nous la donnons telle qu'elle se trouve reproduite dans la *Semaine médicale* de l'époque.

MM. Prengrueber et de Beurmann présentent une malade dont voici l'histoire :

Il s'agit d'une enfant de 12 ans, entrée à l'hopital Trousseau, pour une excavation considérable siégeant à la partie moyenne du poumon droit.

Les crachats étaient fétides et abondants, ils étaient rendus en masse après les quintes de toux, sous forme de petites vomiques qui se renouvelaient cinq ou six fois par jour. Au moment où celles-ci se produisaient, il en résultait une odeur gangreneuse si intense que la salle en était infectée.

Les parents racontaient que l'enfant était devenue malade, il y a 4 ans, que tout à coup elle avait été prise d'une fièvre vive avec douleur au côté droit, et vomissements de sang abondants. Le côté droit de la poitrine serait même devenu plus volumineux que le gauche. Au bout de six mois environ et après avoir eu plusieurs hémoptysies, l'enfant avait vomi du pus excessivement fétide en très grande quantité. Ces vomissements s'étaient reproduits à plusieurs reprises. Puis, la fièvre s'était calmée graduellement, l'appétit avait reparu, l'embonpoint était un peu revenu, la toux et les crachats étaient devenus plus rares. Enfin, la petite malade avait pu se lever et sortir, bien qu'elle eût continué de temps en temps à se plaindre du côté droit et que son haleine eût conservé une odeur fétide.

Mais, au bout de quelques mois, la fièvre s'était de nouveau montrée, l'enfant avait été obligée de reprendre le lit, et bientôt se produisait une série de vomiques en tout semblables aux premières. Il y eut ainsi une dizaine de rechutes.

Ces indications concordent avec les résultats de l'examen direct pour indiquer la présence d'une excavation considérable.

Il est bien difficile de préciser la cause sous laquelle s'est produite cette caverne, mais il est permis de supposer qu'il s'agit soit d'une gangrène d'origine inflammatoire, consécutive à la mortification d'un foyer broncho-pneumonique, soit d'une pleurésie interlobaire suppurée et ouverte dans les bronches. L'existence d'un certain degré d'ampliation au côté malade au début des accidents, signalée par les parents, paraît même devoir faire pencher la balance vers cette dernière hypothèse.

La tuberculose doit être écartée à cause du siège de la caverne, de la marche des accidents, de l'absence des bacilles dans les crachats ; les antécédents héréditaires sont du reste favorables à ce point de vue.

Dans ces conditions, l'idée d'une pneumotomie, qui avait déjà été agitée, nous parut s'imposer ; elle seule en effet pouvait permettre d'atteindre le foyer, de le désinfecter ; de tarir la source de ses crachats putrides, d'arrêter le processus gangreneux et d'interrompre la série de ces accidents sans cesse renouvelés, qui, abandonnés à eux-mêmes, ne paraissaient pouvoir se terminer que fatalement.

L'opération fut pratiquée de la manière suivante : le point fixé par M. de Beurmann comme étant celui au niveau duquel la caverne était le plus facilement accessible, correspondait à la partie antéro-latérale de la poitrine et était placé sur le trajet d'une ligne verticale passant par l'angle inférieur de l'omoplate, à trois travers de doigt au-dessous de cet angle.

A ce niveau, M. Prengrueber tailla un lambeau cutané en forme d'U à base supérieure et qui fut relevé vers la partie supérieure. Grâce à la rétraction de la peau voisine, il en résulta une plaie assez régulièrement circulaire, d'environ dix centimètres de diamètre, au fond de laquelle on voyait des fibres du grand dorsal. Ce muscle fut divisé au moyen d'une incision cruciale et écarté de façon à découvrir les 5e et 6e côtes dans une étendue de 6 à 7 centimètres. Le périoste de la 6e côte fut incisé longitudinalement puis décollé à la rugine par en bas, par en haut, et enfin à la partie postérieure. Le décollement fut conduit avec les plus grandes précautions, surtout au niveau de la gouttière costale, afin de respecter les vaisseaux et nerfs que loge cette gouttière.

La côte ainsi dégagée dans une étendue correspondant à la largeur de la plaie, il fut facile d'en réséquer cinq centimètres au moyen d'une double section faite au sécateur. Cette manœuvre fut répétée sur la 5e côte.

Dans ces conditions, la paroi thoracique était percée par une large fenêtre quadrilatère dont les côtés horizontaux avaient cinq centimètres de large, les côtés verticaux 7 à 8. Au fond de cette fenêtre on avait la plèvre pariétale intimement unie à la plèvre viscérale et au poumon que l'on voyait s'abaisser et se gonfler successivement, à chaque respiration.

Restait à inciser le poumon jusqu'à la caverne, qui devrait être sous-jacente. Cette incision porta sur toute la largeur de la fenêtre dans sa partie la plus déclive, c'est-à-dire immédiatement au-dessus de la 7e côte. Elle fut faite au thermocautère modérément chauffé.

A peine eut-on effleuré les tissus, que l'on put entendre la crépitation spéciale due à la sortie des bulles d'air contenues dans les alvéoles ouverts par l'instrument. M. Prengrueber sectionne ainsi une épaisseur d'environ trois centimètres de poumon, et il peut constater chemin faisant, que ce poumon était fortement tassé ; mais relativement sain, en ce sens qu'il ne renfermait aucun de ces noyaux caséeux qui avoisinent d'habitude les cavernes tuberculeuses. C'était là une nouvelle confirmation de l'exactitude du diagnostic porté.

Arrivé à cette profondeur de trois centimètres, l'instrument pénétra dans une cavité par laquelle sortit un air méphitique, accompagné de quelques sécrétions bronchiques. Le but poursuivi était donc atteint. L'incision fut d'abord agrandie dans toute la largeur de la fenêtre pariétale, puis on fit une seconde incision perpendiculaire à la première. Comme cette 2e incision devait forcément sectionner les vaisseaux et nerfs intercostaux, elle fut faite entre deux pinces dont l'un des mors était introduit dans la caverne, tandis que l'autre restait au-dessus. Ces pinces furent laissées à demeure, suivant la méthode de M. Péan.

L'ouverture ainsi obtenue était assez grande pour permettre au doigt d'entrer librement dans la caverne.

On ne fit aucun lavage de la cavité, et cette conduite se justifiait d'autant mieux, que le peu de liquide qui pénétra dans le poumon pendant le lavage des parties voisines, suffit pour provoquer des accès de toux, avec tendance à la suffocation. Le lambeau cutané fut alors suturé, sauf dans sa partie inférieure ; on plaça un très gros tube dans la cavité, et on fit un pansement à l'iodoforme.

Le malade ne perdit pas de sang, on peut même dire que la section du poumon fut exsangue.

L'opération avait duré trois quarts d'heure, elle fut en somme assez simple, ce qui s'explique surtout par la précision avec laquelle avait été déterminée la position déclive de la cavité.

Signalons, toutefois, comme particularité, la difficulté toute spéciale de l'administration du chloroforme.

Cette difficulté s'explique par le fait que la malade étant couchée sur le flanc gauche, les mucosités contenues dans sa caverne venaient obstruer les bronches du côté sain. On dut même, à plusieurs reprises, au début principalement, faire lever la malade, afin de lui permettre de rejeter ces mêmes mucosités.

Les suites opératoires furent simples. Dès le lendemain, on put enlever les pinces de Péan, sans qu'il s'écoulât une seule goutte de sang. L'air entrait et sortait librement par la plaie thoracique, et le pansement était mouillé des liquides que la malade rejetait journellement par la bouche. Ces liquides avaient encore de l'odeur, mais ils n'étaient plus une cause d'infection, et bien que petite, la chambre occupée par la malade n'avait plus l'odeur insupportable des jours précédents.

Au troisième jour, l'air ne sortait plus aussi librement par la plaie thoracique, il fallait que la malade fît un effort violent pour que l'on puisse percevoir la sortie de quelques bulles d'air.

La caverne en somme s'était comportée, comme se comportent d'habitude les parties purulentes auxquelles on fait une ouverture dans ses parties déclives. L'ouverture supérieure devenue inutile, se boucha spontanément.

Dans ces conditions le lavage de la poche pouvait se faire sans inconvénients, et de fait, l'injection d'une solution phéniquée à 1 0/0 ne donna lieu à aucune manifestation inquiétante.

Les jours suivants, la plaie prit peu à peu l'aspect rosé, granulé des plaies de bonne nature, l'écoulement purulent et son odeur diminuèrent, mais bien lentement, et à l'heure actuelle, trois semaines après l'opération, il n'a pas complètement disparu, ce qui résulte probablement des anfractuosités de la caverne et de la difficulté qu'a le poumon à revenir sur lui-même.

L'état général de la malade est excellent, et d'ores et déjà elle se rend compte du bénéfice de l'opération.

CONCLUSIONS

I. — L'empyème gangreneux est absolument distinct de l'empyème putride. Il est plus grave et nécessite un traitement plus énergique, chirurgical.

II. — L'empyème gangreneux interlobaire est une affection très rare, dont cependant l'existence est aujourd'hui incontestable. Il est tout à fait analogue à l'empyème gangreneux de la grande cavité pleurale, plus fréquemment observé.

III. — La symptomatologie peut être divisée en deux périodes des plus nettes :

Dans la première période, les phénomènes infectieux généraux dominent ; les phénomènes locaux, tout en attirant l'attention sur l'appareil respiratoire, n'indiquent nullement la nature des accidents. Dans la deuxième période, au contraire, dès l'apparition des vomiques gangreneuses, l'aspect clinique est très caractéristique et permet de soupçonner la gangrène pleuro-pulmonaire que la ponction exploratrice viendra confirmer.

IV. — Reconnaît-il pour cause dans certains cas un sphacèle pleural primitif? Les faits cliniques et nécropsiques ne permettent actuellement aucune conclusion ferme à cet égard.

V. — Les moyens médicaux, plus encore que dans les empyèmes communs ou putrides, sont tout à fait impuissants. Non seulement on a à craindre l'infection générale par résorption des produits putrides, mais encore l'infection secondaire de toutes les autres parties du parenchyme pulmonaire. La pneumotomie est donc ici tout à fait indiquée. Les adhérences de la grande cavité pleurale existent toujours et permettent une intervention sans danger.

VI. — Pratiquée rapidement dans ces conditions, c'est-à-dire aussitôt le diagnostic porté, le foyer de la lésion bien délimité, la pneumotomie permet d'agir directement sur le foyer gangreneux, de faire l'évacuation hors des voies aériennes des débris sphacélés et des liquides putrides.

Elle est donc la seule chance de guérison offerte encore au malade.

INDEX BIBLIOGRAPHIQUE

Chauffard. — *Bulletin médical*, 1889, n° 98. Sur un cas d'empyème gangreneux interlobaire (leçon recueillie par M. Souques).
Besnier. — *Bulletin de la Soc. médicale des hôpitaux*, 1875.
Bucquoy. — *Bull. Soc. méd. des hôpitaux*, 1875.
Rendu. — *Bull. Soc. méd. des hôpitaux*, 1879.
Bouveret. — *Traité de l'empyème*, 1888.
Prengrueber. — *Académie de Médecine*, 19 oct. 1886.
Truc. — *Essai sur la chirurgie du poumon*, 1885, Th. de Lyon.
Cartaz. — Revue critique sur la pneumotomie. *Gaz. méd. de Paris*, 1884.
Heydenreich. — *Semaine médicale*, 1886.
Bonenfant. — *Empyème putride enkysté*, 1889, Th. de Paris.
Pailhas. — *Contribution à l'étude de la pleurésie interlobaire*, Th. de Paris, 1889.
Briquet. — *Gangrène des extrémités bronchiques.*
Leriche. — *Pleurésies gangreneuses et pleurésies purulentes*. Th. d'agr. Paris, 1878.
Laënnec. — *Traité de l'auscultation médiale.*
Fraentzel. — Contribut. à l'étude de la pleurésie putride. *Berliner Klin. Wochenschrift*, 1879.
Liandier — Th. Paris, 1883.
Lasègue.—Gangrènes pulmonaires curables. *Archives de méd.*, 1887.
Dieudonné. —*Difficultés du diagnostic dans quelques cas de vomiques et de fausses gangrènes du poumon*. Th. Paris, 1888.
Lejeune. — *Expectorations fétides*. Th. de Paris, 1889.
Sée. — *Des maladies simples du poumon.*
Nouveau dictionnaire de médecine et chirurgie pratiques, article Plèvres.
Dictionnaire encyclopédique des sciences médicales. Plèvre.
Thiriar. — *Semaine médicale*, 1886, p. 501.

Vignés. — *Des vomiques.* Th. Paris, 1874.
Marconnet. — *Vomiques.* Th. Paris, 1856.
Wagner. — *Berliner Klin. Wochens*, 6 sept. 1880.
Pangon. — *Des gangrènes du poumon*, 1879.
Fränkel. — *Berliner Klin. Wochens.*, avril,-mai 1879.
Prévost. — *Revue médicale de la Suisse Romande*, 1876.

R.F. IMPRIMÉS

IMPRIMERIE LEMALE ET Cie, HAVRE

146

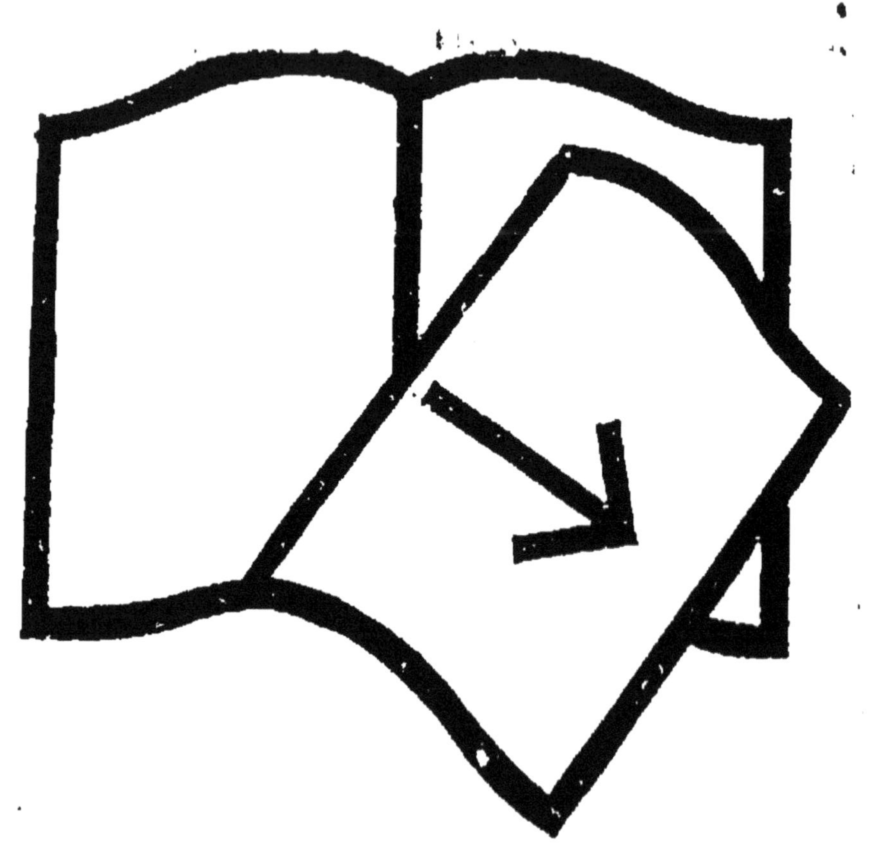

Documents manquants (pages, cahiers...)

NF Z 43-120-13

www.ingramcontent.com/pod-product-compliance
Ingram Content Group UK Ltd.
Pitfield, Milton Keynes, MK11 3LW, UK
UKHW020209200726
13856UKWH00004B/1278

9 782013 580816